57

Td 287.

RA

SUR L'ÉTAT SANITAIRE

DE LA

CASERNE DES DOUANES

DE LA RUE PARADIS,

PENDANT L'ÉPIDÉMIE CHOLÉRIQUE QUI A RÉGNÉ A MARSEILLE
En Juin, Juillet et Août 1854,

PRÉSENTÉ

A M. MARCOTTE,

Directeur des Douanes et des Contributions indirectes.

PAR

LE DOCTEUR ANDRÉ FILS,

Médecin de l'Administration des Douanes à Marseille.

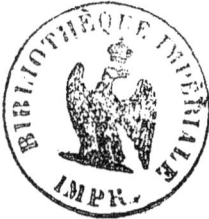

MARSEILLE,

TYPOGRAPHIE ET LITHOGRAPHIE Vᵉ MARIUS OLIVE,
Rue Mazade, 28.

1854.

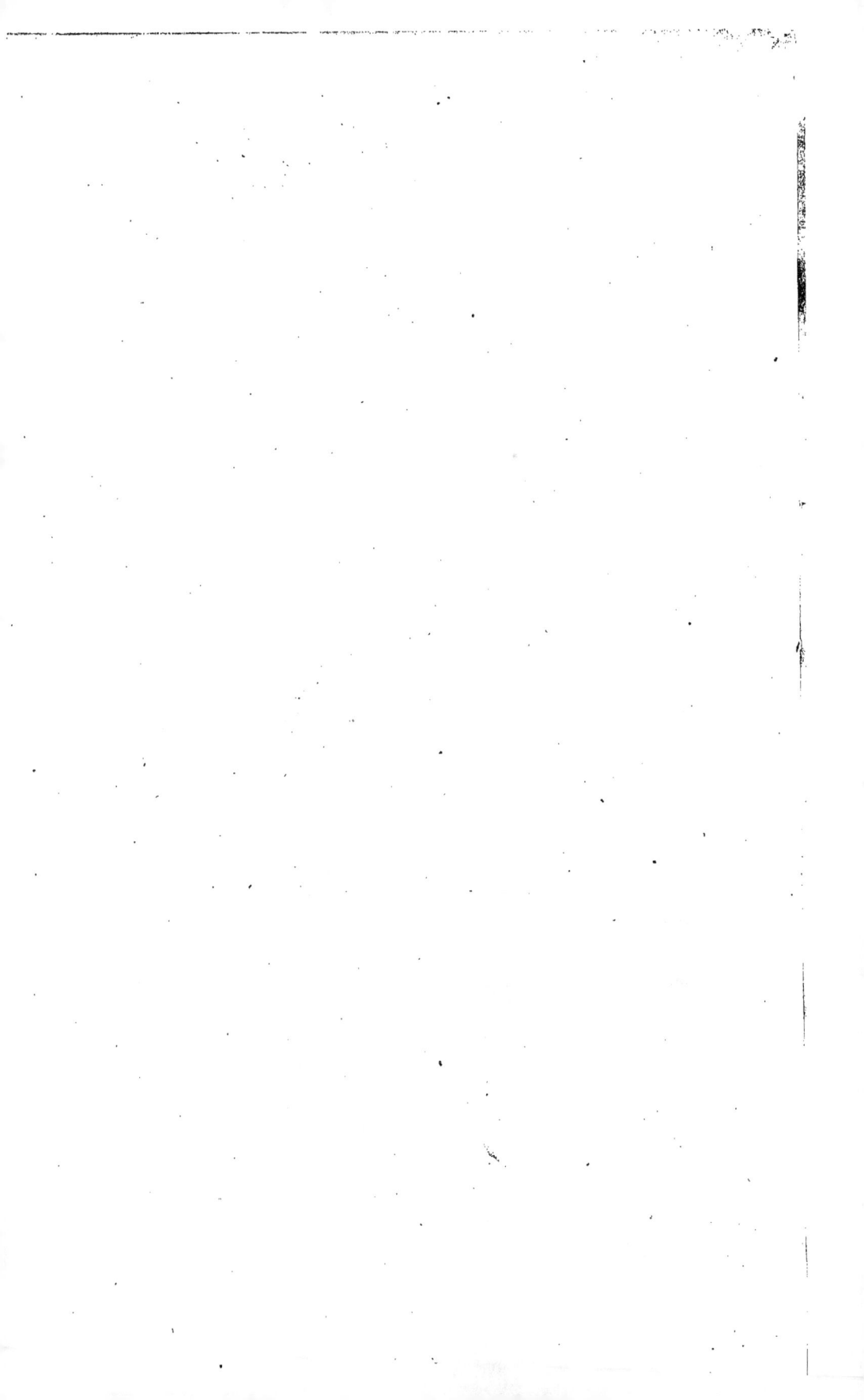

A M. MARCOTTE,

Directeur des Douanes et des Contributions Indirectes.

MONSIEUR LE DIRECTEUR,

Honoré du titre de médecin des Douanes et de la confiance d'une administration aussi éclairée, je dois lui rendre compte de tout ce qu'il a été en mon pouvoir de faire pour protéger contre le fléau qui vient d'affliger Marseille, les hommes et les familles confiés à ma garde, depuis un grand nombre d'années.

Si les résultats que j'ai obtenus dans ma pratique, et que je viens vous faire connaître, ont été assez heureux, c'est parce que j'ai été sans cesse soutenu par les encouragements des chefs, par leur présence auprès des malades; c'est parce j'ai trouvé dans leur générosité sans bornes, toutes les ressources propres à guérir, propres à soulager; c'est parce que j'ai eu devant moi une population de douze cents âmes dont le moral ne s'est jamais laissé abattre, et dont l'obéissance aux règles qui lui étaient prescrites a été passive.

J'ai donc l'honneur de vous soumettre, Monsieur le Directeur, le compte-rendu de l'état sanitaire de la caserne des Douanes de la rue Paradis, pendant les mois de juin, juillet et août 1854.

Vous aurez la satisfaction d'y voir que, malgré quelques pertes toujours regrettables, nous n'avons pas eu tout le mal qu'une grande agglomération d'hommes, de femmes et d'enfants de tout âge semblait devoir y éprouver. Nous devons cet avantage à Dieu d'abord, et aux sages mesures qu'il vous a inspirées.

L'heureuse idée surtout que vous avez eue, Monsieur, d'attacher à la caserne un frère de l'institution de Notre-Dame-de-Bon-Secours, a été d'un très-bon effet sur l'esprit de la population. La présence le jour et la nuit de cet homme de charité, ses conseils, ses encouragemens, sa douceur, son dévouement, ont rassuré tout le monde; son zèle auprès des malades n'a cédé qu'à leur mort, et tombant sous le poids d'énormes fatigues, il a été un moment lui-même prêt à sentir les coups du fléau. Qu'il me soit permis de payer au cher frère St-François un tribut de reconnaissance et d'estime. (1).

Désirant être juste envers chacun, et prouver combien ma tâche a été rendue facile, je ne dois pas oublier de mentionner le brigadier de casernement Aymard, qui a veillé sans cesse à l'exécution des règlements de police, et non plus l'infirmière, ainsi que le préposé Julien Gouiran, dont l'intelligence et le zèle ont été dignes d'éloge.

J'ose espérer, Monsieur, que vous daignerez accepter l'offre de ce rapport, malgré les nombreuses imperfections qu'il renferme. Le devoir, mais surtout le sentiment de reconnaissance qu'a fait naître en moi la confiance et l'amitié dont vous m'honorez, m'ont donné le courage de l'entreprendre, et ont redoublé le désir que j'éprouve de vous être de plus en plus agréable. Je trouverai dans l'approbation que vous donnerez à ma conduite, durant ces jours difficiles, la récompense de mes fatigues.

(1) L'institution des frères de Notre-Dame-de-Bon-Secours, dits gardes-malades, ne compte encore que quelques mois d'existence à Marseille. et son nom y est déjà béni par les malades, par les pauvres malades surtout.

J'ai cru qu'il me serait permis de faire précéder ce rapport de quelques reflexions sur l'épidémie en général, et je vais vous les soumettre.

C'est pour la cinquième fois en vingt ans que le choléra rend visite à Marseille ! on dirait qu'elle est en France la ville la plus propice aux épidémies. Son histoire médicale serait instructive à lire ; il est à regretter qu'une plume habile ne songe pas à l'écrire. Après avoir parcouru les jours qui nous ont précédés et celui tout près de nous qui fut témoin du dévouement de l'immortel Belsunce, arrivant au commencement de notre siècle, nous y verrions qu'une période de quelques années s'écoule à peine, sans qu'une épidémie plus ou moins meurtrière ne vienne effrayer et décimer ses habitans.

En 1812, une épidémie de typhus fait de grands ravages dans les quartiers voisins du fort Saint-Jean, où le mal a pris naissance parmi les prisonniers de guerre qui y avaient été détenus, et s'étend sur quelques points de la ville ; en 1828, une épidémie de variole enlève un nombre considérable de personnes quoique bien vaccinées ; en 1834, la grippe règne épidémiquement et emporte beaucoup de victimes ; en 1835, 1836, 1837, 1849 et 1854, des épidémies de choléra, sèment la désolation et la mort dans la ville et les campagnes voisines. Il n'est pas jusqu'à la fièvre jaune qui, elle aussi en 1820, n'ait tenté d'y prendre droit de cité, et qui n'est éloignée de ses murs que par la vigilance de son intendance sanitaire.

A quelles circonstances, Marseille doit-elle donc ce triste avantage ? La cause la plus directe et la plus essentielle se trouve sans doute dans ses relations journalières avec tous les points du globe. Car, si la cause en était attribuée, ainsi que quelques médecins le prétendent, à sa position au fond d'un bassin entouré et dominé de tout côté par une ceinture de collines arides, le Mistral n'aurait-il pas assez de souffle dans ses poumons vigoureux pour enlever les miasmes, alors qu'il nous renverse et qu'il arrache les arbres qui croissent sur notre pauvre sol? Il est certain au moins qu'on ne peut en attribuer la cause ni à l'insouciance, ni à la malpropreté, ni même à la misère des ses habitans, et en accuser encore moins la négligence de ses autorités à veiller sur la santé publique.

Quoiqu'il en soit, l'opinion qui fait résider la cause du choléra dans des miasmes *sui generis* est la plus probable et le plus généralement admise. Ces miasmes, sortis des bords du Gange d'où ils n'avaient pu s'éloigner jusqu'à ces derniers temps (il y a quelques siècles du moins), ont rencontré des circonstances terrestres, sidérales ou autres que la volonté de Dieu a sans doute produites, et par l'action desquelles ils ont été rendus transmissibles depuis à travers le monde.

En l'état de nos connaissances, il n'est pas permis de dire si le choléra, qui depuis plus d'un quart de siècle reparaît à diverses reprises parmi nous, s'y est acclimaté, s'il y a laissé des germes d'où il renaît et se renouvelle, ou si, continuant de sortir de son berceau fangeux et parcourant toujours la même voie de transmission, il ne fait pas de nouvelles invasions en nos contrées. Il est au moins facile de reconnaître qu'il se transmet et se perpétue non par contagion, mais par transmission atmosphérique. Son apparition en Europe coïncide avec les grands mouvemens de troupes qui la parcourent en tout sens depuis un quart de siècle, et aujourd'hui encore, il continue à se montrer sur leur passage, à suivre leurs bataillons (1).

Il sera peut-être éternellement défendu à l'homme de connaître la nature intime des miasmes, les circonstances diverses auxquelles ils doivent cette différence d'action et de manifestation qu'ils ont sur lui; mais il ne serait pas impossible un jour de les attaquer, de les éteindre dans leur foyer. Il faut pour cela que l'homme assainisse la terre, sa grande demeure : *Sublatâ causâ tollitur effectus.*

(1) Son entrée en possession de la terre entière s'explique par la transmission d'une région à l'autre au moyen des communications commerciales, des émigrations, par les courants atmosphériques, etc.

Quelques médecins pensent que la cause du choléra réside dans un état électrique particulier, soit terrestre, soit atmosphérique ; mais s'il en était ainsi en Europe, la même cause pourrait-elle lui être attribuée dans l'Inde, là où tous les médecins qui y ont pratiqué et ont écrit sur la maladie, reconnaissent qu'elle est occasionnée par les miasmes du Gange, de même que les miasmes marécageux des Antilles occasionnent la fièvre jaune ; deux faits qui semblent résulter d'une cause analogue.

Quant au choléra du pays, le miserere ou trousse-galant bien connu avant l'arrivée de son homonyme l'indien, il n'est pas nécessaire de lui reconnaître la cause miasmatique ; il n'y a pas identité entre les deux maladies, car le choléra du pays n'a jamais régné épidémiquement, ses cas sont rares et n'apparaissent que pendant les grandes chaleurs ; tandis que le choléra indien ne connaît ni saisons, ni climats ; il règne en hiver aussi bien qu'en été ; il s'établit aussi bien à St-Pétersbourg qu'à Calcutta, et il lui faut toujours un grand nombre de victimes.

Le choléra est un poison ! Cette idée populaire, mal comprise et encore plus mal expliquée, a donc quelque chose de vrai au fond ? Et sans faire le moindre rapprochement, il est permis de remarquer que quelques poisons narcotiques offrent dans leur action stupéfiante, dans leurs effets sur les voies digestives, sur le système nerveux, sur la température, la couleur du corps, sur l'état du pouls, dans leur réaction sur le cerveau, les poumons, quelques ressemblances avec les phénomènes produits par le choléra.

L'opinion qui admet l'existence d'animalcules dans les miasmes n'est pas dénuée de quelque fondement, et compte beaucoup de partisans. Sans parler de ce qui se passe sous nos yeux pendant la décomposition des corps, le microscope nous a dévoilé la présence d'animalcules ayant chacun leur forme propre, leurs mouvements particuliers, dans les fluides animaux, dans les aliments, les liquides etc., monde inconnu auparavant. Allant du visible à l'invisible (car il faut reconnaître que, semblable à tous nos moyens d'investigation, le microscope doit avoir un terme) , pourquoi ne pas admettre d'autres êtres placés au-delà, et qui échappent à nos sens et à nos instruments incomplets? pourquoi ne pas admettre la présence d'animalcules dans les miasmes répandus dans l'air, miasmes qui ne sont pas mieux visibles pour nous qu'il ne nous est facile d'expliquer leur action sur notre frêle machine, et à l'existence desquels nous croyons cependant ? Anneaux invisibles d'une chaîne sans fin, dont la création ne doit pas moins nous étonner que celle qui a présidé aux merveilles du ciel ! *Cœli narrant gloriam Dei.*

Le choléra nous est arrivé cette fois encore par la même voie qu'il a toujours suivie pendant ses invasions précédentes : Londres et Paris. Mais son dernier itinéraire est plus complet ; il est coupé de moins de lacunes ; on dirait qu'il connaît son *Richard.* Aujourd'hui , il est allé porter sa carte en des régions qu'il avait dédaignées jusqu'ici; il n'a négligé ni les campagnes, ni les hameaux , ni les petites villes éloignées où les populations ne l'avaient jamais vu parvenir, et, nouveau *fléau de Dieu*, il a porté partout une désolation difficile à décrire.

Le choléra sévit ordinairement d'une manière violente dans les contrées où il apparaît pour la première fois, non parce qu'il y trouve des aliments nouveaux pour lui. mais parce que , précédé d'une réputation terrible , il est reçu avec effroi par les populations, prédisposition qui ne les rend que plus promptes à être prises par le mal ; et parce que, n'ayant aucune connaissance de son mode d'attaque, ni des moyens à lui opposer, elles ne prennent aucune précaution hygiénique pour se garantir contre ses coups , et n'ont aucun système de traitement arrêté; il conviendrait que les autorités locales imitassent l'exemple qui leur a été donné par M. le Maire de Marseille.

Cette influence générale que chacun de nous a sentie ; cette extension au loin si prompte et si universelle , annonce-t-elle une augmentation en densité et en puissance dans la cause *cholérigène* ? Cette pensée serait peu rassurante , si la diminution bien réelle du fléau en notre ville , malgré la rentrée des habitants dans leurs foyers ; si les maladies propres à la saison, nous apparaissant franches de toute complication dans leur allure ordinaire , ne nous permettaient pas de penser que pour le moment du moins, nous pouvons espérer dans la miséricorde Divine.

Toutefois , Monsieur, n'ignorons pas ce qui se passe à Paris, ni même dans des localités voisines de la nôtre, où des oscillations continuelles avertissent les populations que le fléau ne les a pas complètement quittées , et qu'elles doivent veiller sur leur ennemi : *Vigilate et orate*. L'épidémie a cessé chez nous ; mais nous observons journellement des cas sporadiques; ce qui prouve que l'incendie serait bientôt prêt à se rallumer. Au reste, il n'atteindrait jamais que les imprudents.

Un fait de la plus haute importance qui avait passé inaperçu pendant les premières épidémies , *providentiellement* remarqué depuis par les médecins anglais et français , a été généralement confirmé dans son exactitude par l'observation de tous les médecins à Marseille, de sorte que la médecine que chacun croyait inactive et impuissante en face du choléra , se présente en ce moment avec un préservatif presque assuré contre ce terrible fléau (1).

Oui, Monsieur, il est prouvé jusqu'à l'évidence qu'il est peu d'attaques de choléra qui n'aient été précédées par la diarrhée un ou deux jours à l'avance, ou au moins plusieurs heures ; on met presque en doute les cas foudroyants. De sorte que la diarrhée étant le premier symptôme par lequel l'agent toxique annonce son action meurtrière sur nos organes, il nous convient de l'arrêter au plus tôt: *principiis obsta*. Cette médication est tellement peu douteuse en ses effets, qu'il est permis d'assurer qu'elle a épargné la maladie à bien des gens, car le nombre des diarrhées et des cholérines a été considérable cette année , et

---

(1) J'ai consigné l'observation de ce fait, dans une instruction que j'avais écrite en 1849 à l'usage des préposés des Douanes. On y lira ces mots : Le choléra est presque toujours précédé de la diarrhée. Quelques exemplaires de cette instruction imprimée sont encore dans les bureaux de la direction à Marseille.

le chiffre des victimes eût été bien petit, si ce symptôme prémonitoire n'avait pas été négligé; plus d'un fugitif parti avec la diarrhée, a dû subir les conséquences de sa précipitation, de son incurie.

Aussi, monsieur, vous avez vu avec quel soin je me suis empressé à faire connaître ce mode d'attaque de la maladie aux hommes de vos brigades, ainsi que les règles hygiéniques qui devaient les mettre à l'abri.

Si nous possédons aujourd'hui des moyens préservatifs (c'est très-heureux pour les hommes sages), la thérapeutique offre encore hélas! des hésitations, et compte des insuccès! Cela tient autant à l'incertitude dans laquelle nous sommes sur la nature intime et le siège précis du choléra, qu'à la rapidité avec laquelle il éteint la vie. Dans le plus grand nombre des cas algides ou asphyxiques, les remèdes n'ont ni le temps, ni le pouvoir d'agir; lorsque de la surface muqueuse qui est son point d'attaque, l'agent toxique est venu meurtrir les nerfs de la vie organique; qu'un trouble général a perverti toutes les fonctions, et que la plus importante, l'innervation, est à peu près anéantie, que peut faire le médecin pour ranimer un *cadavre* qui *vivra* encore quelques heures, mais qui n'a plus ni souffle, ni pouls?

N'est-il pas vrai qu'il y a peu de poisons qui n'aient leur antidote, mais que si les secours arrivent trop tard, ou si l'intoxication est trop forte, les malades succombent? n'est-il pas vrai que le sulfate de quinine, ce remède héroïque, échoue contre la fièvre intermittente pernicieuse, lorsqu'il n'est pas pris à temps ou qu'il est administré à trop petite dose? il en est de même du choléra : négligence de la part des malades, intoxication trop profonde. (1)

Il ne faut pas perdre de vue au reste que le choléra, ainsi

---

(1) En citant la fièvre pernicieuse et le sulfate de quinine, je suis loin d'établir un rapprochement avec le choléra. On n'a jamais observé, que je sache, un choléra intermittent; je ne pense pas non plus que le sulfate de quinine qui a été proposé pour le combattre, puisse avoir la moindre efficacité.

que toutes les maladies d'une nature grave, revêtira, alors qu'il règnera épidémiquement, un caractère de violence qu'il n'aura pas lorsqu'il ne sera que sporadique.

La médecine a eu cependant le bonheur de conserver la vie à quelques malades parvenus à la période algide ; je crois avoir observé que la médication la plus sage a toujours été celle qui s'adressait aux symptômes. L'administration de l'ipécacuanha dès le début compte toujours de nombreux partisans. On dirait que c'est en vue d'expulser le principe délétère. Les opiacés, les astringents, les excitants externes et internes, combattent la diarrhée, le vomissement, le refroidissement ; le sulfate de strychnine paraît avoir obtenu quelques succès, dus à l'action directe qu'il possède sur le système nerveux. L'oxigène a été complètement oublié; car avant de songer à faire arriver ce gaz dans les poumons, il fallait chercher à ranimer les nerfs qui font dilater et resserrer la poitrine pendant l'acte de la respiration.

Soyons sincères cependant et avouons qu'en ce cas comme en bien d'autres, une bonne part du succès revient à la nature. Ce principe vivifiant et conservateur est si puissant en nous, que seul il a pu lutter avec avantage contre son ennemi. Et qui pourrait en douter, lorsqu'on entend l'homœopathie chanter ses prouesses ? Son bagage est bien plus petit que le nôtre, car elle ne possède rien, et cependant elle a guéri un nombre considérable de personnes atteintes du choléra algide. Mais déplorons son orgueil; semblable à la mouche du bon Lafontaine, elle croit faire marcher le coche !

De même que dans toutes les épidémies précédentes, à la cessation des symptômes graves, le choléra a laissé des congestions cérébrales, pulmonaires qui, chez les uns ont été mortelles, ou ont cédé chez les autres aux anti-phlogistiques etc.; mais la forme typhoïde est celle qui est le plus généralement apparue; indice que le choléra pourrait bien n'être qu'un typhus dont l'invasion est violente. On l'a nommé le typhus-indien

On commet une erreur, je pense, en disant que dans quelques cas la fièvre typhoïde est venue compliquer le choléra ; je crois que les symptômes typhoïdes indiquent la continuation forcée d'une même maladie , revenue à un état qui admet un danger moins imminent et qui suit une marche connue : la nature a secoué le colosse qui l'opprimait.

C'est pendant l'état typhoïde que se présentent la stupeur , la diarrhée dont le caractère est bien différent , la fièvre , les éruptions miliaires , exanthémateuses , furonculeuses etc.; la maladie se prolonge pendant vingt jours , un mois et plus ; la convalescence est pénible ; bien des personnes succombent pendant le cours de cette affection. Le choléra moins grave a présenté à sa suite les symptômes d'une entérite plus ou moins aiguë.

La rougeole est la seule affection qui ait pu se montrer à côté du choléra ; elle a eu comme lui l'avantage de régner épidémiquement ; la pauvre enfance n'a pas eu à se louer de cette triste alliance. Combien nous en avons vu périr de ces êtres si chers, par les maladies que la dentition ou les chaleurs de l'été engendrent , par la rougeole , par le choléra !

Je crois devoir signaler ici un usage qui a été généralement mis en pratique pour le transport des militaires et des pauvres gens, de leurs casernes ou domiciles à l'hospice, usage qui devrait être aboli autant que possible , parce qu'il me paraît avoir eu les plus funestes résultats.

Je considère le transport des malades sur des brancards ou dans des voitures , comme devant leur être doublement préjudiciable : mouvement qui fatigue le patient , qui provoque les évacuations, le refroidissement ; absence de remèdes pendant un temps assez long, alors qu'ils sont le plus nécessaires , et qu'ils n'auront quelque chance de succès que tout autant qu'ils seront promptement administrés ; il est plus d'un hôpital qui pourrait avouer n'avoir reçu bien souvent à sa porte que des *sujets* pour l'amphithéâtre.

Un fait immense vient ajouter toute sa haute influence à mes paroles. L'Administration du service maritime des Messageries

Impériales, dirigée par M. Albert Rostand, membre d'une famille marseillaise dans laquelle le talent et la charité sont héréditaires, a fait établir au port de la Joliette une ambulance pour faire soigner les équipages des bateaux à vapeur. Ce service sanitaire a été rempli avec autant de zèle que de talent par les médecins attachés à cette administration. Pendant les trois mois d'épidémie, un roulement de 600 hommes s'est opéré parmi les équipages; de nombreux malades ont été reçus à l'ambulance, avec la diarrhée, la cholérine ou le choléra, 4 hommes et 1 mousse ont succombé. Chiffre insignifiant, lorsqu'on songe aux prédispositions que ces hommes semblaient devoir offrir à la maladie. Nul doute que plusieurs de ces personnes auraient succombé, si elles avaient été transportées chez elles ou à l'Hôtel-Dieu.

Le déplacement a été tellement reconnu comme devant être préjudiciable aux cholériques, que plusieurs médecins de cette administration, ayant des malades à bord pendant la traversée, n'ont pas voulu les débarquer, et les ont soignés sur le pont. Les succès qu'ils ont obtenus tiennent en partie à cette précaution.

Et nous-mêmes à l'infirmerie de la caserne, où cinq cholériques ont été amenés du dehors, n'avons-nous pas vu que trois malades transportés sur le brancard ont succombé; le premier demi-heure, le second deux heures, le troisième un jour après leur entrée? Les deux autres qui se sont rendus à pied, n'ayant encore que la diarrhée, mais qui n'ont pas tardé à éprouver un choléra fort grave, ont guéri. Nous prouverons bientôt d'une manière victorieuse qu'un bon nombre de ceux qui ont été traités en leurs chambres pour la diarrhée, la cholérine et même le choléra, n'auraient pas eu le bonheur d'avoir la vie sauve, s'ils avaient été exposés à se faire secouer sur un brancard pendant un temps plus ou moins long, avant de recevoir un secours toujours trop tardif.

L'autorité municipale, comprenant toute l'importance des traitements à domicile, a établi des bureaux de secours pour faire soigner les malades en leurs maisons. Marseille, dont le cœur fut toujours porté à la reconnaissance, n'oubliera pas le nom des hommes qui, placés à sa tête, ont veillé si activement sur elle pendant ces jours néfastes.

Il me suffira de vous avoir dénoncé ce fait, Monsieur, pour que votre sollicitude si active et si féconde trouve les moyens les plus propices à venir en aide aux hommes de vos brigades et à leur conserver la vie. Vous avez beaucoup fait déjà, mais les circonstances nouvelles faisant surgir des besoins nouveaux, vous serez charmé que je les désigne à votre attention. Il est à désirer surtout que la caserne de la Joliette soit construite au plus tôt. Il y a là deux cents hommes avec leurs familles, éparpillés dans les rues étroites de la vieille ville ; le nombre en augmentera chaque jour avec l'importance du nouveau port. Membres d'une même famille, ils ont droit à être traités comme ceux de Marseille.

De tous les moyens que l'hygiène prescrit pour rendre les logements salubres, la ventilation est le plus important dans toutes les habitations, mais dans les grands établissements surtout. La négligence du renouvellement d'air est une circonstance très-funeste en tout temps, particulièrement dans les lieux où règnent des maladies miasmatiques. Bien des exemples serviraient à prouver la vérité de ce que j'avance, car il est plus d'un établissement où le choléra n'a sévi cruellement que parce que l'air n'y était pas renouvelé ; et, sans parler du couvent des Dames de Saint-Thomas, au Rouet, où les saintes sœurs de l'Espérance faillirent être asphyxiées par l'air infect qui remplissait toutes les salles, et où quelques-unes mêmes vinrent augmenter le nombre des victimes, lorsqu'elles y furent envoyées par Monseigneur l'Evêque pour porter aide et assistance, s'il m'était permis de jeter un coup d'œil sur la caserne des Douanes du Boulevard Gazzino, je ferais observer que si le choléra de 1854 y a fait moins de ravages que celui de 1849, cela tient essentiellement aux heureuses améliorations qu'elle a reçues dans sa ventilation ; grâce à votre intelligence et à votre sollicitude.

Vers le milieu de septembre 1849, le choléra éclata avec une grande violence dans la caserne Gazzino, 13 personnes succombèrent en peu de jours, et les habitans effrayés d'une mortalité aussi prompte furent autorisés à sortir, et allèrent chercher asile ailleurs. La caserne fut évacuée ; il n'y resta que trois familles dont les malades ne purent être transportés.

Cette propagation si rapide du choléra dans la maison fut favorisée sans aucun doute par l'absence d'une ventilation suffisante. L'air ne se renouvelait qu'imparfaitement dans les longs corridors sans fenêtres sur lesquels les chambres ont leur entrée ; les fenêtres chargées de donner du jour étaient à verre dormant ; l'air n'y arrivait que par un escalier situé au centre de l'établissement, et 349 habitants avaient là leur demeure.

La caserne Gazzino ne pouvait être que peu salubre avec de pareilles conditions. Vous venez d'en voir les résultats.

Après ces hauts faits du choléra connus d'un grand nombre de personnes, je ne comprends pas comment un médecin a osé faire imprimer que le docteur qui visitait alors cet établissement, converti aux *doctrines* homœopathiques par les mécomptes que lui offrait l'ancienne méthode, avait franchement adopté l'homœopathie, et avait eu le bonheur de sauver 60 personnes (1). La caserne était inhabitée ; où donc étaient les personnes sauvées ? Ce n'est pas avant la mort des 13 premières, puisque c'est ce mécompte lui-même qui a décidé la conversion miraculeuse, et que c'est par suite de cette mortalité que la caserne a été évacuée ; c'est donc après ? Il n'y avait plus que quelques personnes ! Comment accorder ces deux faits ?

Mais rien de risible comme les convictions de ce néophite ; elles n'étaient pas encore bien radicales, lorsque nous l'avons connu, car il était alors tellement dans le doute, que craignant de se tromper, il alliait les deux traitements dans sa pratique, et que, pour ne pas se compromettre devant le ministère public, il

(1) L'homœopathie est un système ; il n'y a pas de *médecine homœopathique.*

laissait à ses malades le choix entre l'homœopathie et l'allopa-
thie, leur promettant de les traiter à leur plus grande satisfaction.

Homœpathes, vous appelez cela des convictions ? Nous sommes porté à croire que vous n'en avez pas davantage.

Nous regrettons d'en venir aux prises avec vous, mais vous
nous plaçons sur un terrain qui est le nôtre, et nous avons le droit
de vous dire : vous voulez nous induire en erreur, n'essayez pas
de dénaturer ce qui se passe sous nos yeux ! hommes loyaux avant
tout, médecins consciencieux, comprenant la dignité d'un ministère qui exclut le mensonge, nous vous dirons : Vous ne dites
point vrai ! mais, bien malheur à vous, car du moment qu'une
doctrine a recours au mensonge pour s'établir, c'est qu'elle ne se
sent pas une grande vitalité, et qu'elle ne sera jamais acceptée
comme vérité. Elle est pendant quelque temps une spécialité
qui réussit entre les mains de quelques hommes heureux et
habiles, parce que la nouveauté plaira toujours et la race des
dupes durera longtemps encore : mais le moment arrivera où
l'erreur sera démasquée, et malgré son redoublement de mensonge elle tombera devant les rieurs.

Et comment s'empêcher de rire lorsqu'on voit des hommes
qu'on croirait graves et consciencieux, suivre un rêveur alle-
mand qui, réformateur de *Sangrado* lui-même, de comique
mémoire, ne donne plus que de l'eau à ses malades, et dit aux
pharmacieus sortis de son école : n'imitez pas les vieux apothi-
caires, vos aînés ; il leur était recommandé d'avoir un bon puits
et un jardin pour cultiver les simples ! simplicité que tout cela !
avec moi de hautes destinées sont réservées à la pharmacie !
achetez des nonparcilles chez le confiseur du coin ; ayez chez
vous un filtre pour épurer l'eau de la rivière ; n'oubliez pas
surtout d'orner vos boutiques-boudoirs d'urnes colossales et
de pots sans nombre ; vous n'y mettrez rien, il est vrai, mais
vous y ferez inscrire le nom de quelques poisons bien connus,
arsenium, cuprum ! et votre tapissier aura soin de voiler tout

cela de larges rideaux ; afin que le public n'y voie que . . . . .
de l'eau (1).

Autre raison de rire. L'homœopathie ne vient-elle pas de se
donner des airs de saint homme ? on dirait que la *question
d'Orient* a réveillé en elle quelques souvenirs des anciennes
croisades ; et, semblable au pèlerin au retour de la Palestine,
nous la voyons débitant à la foule crédule quelques saintes reli-
ques , quelque bonne amulette enfin pour se garantir contre le
fléau !

Si nous avons bonne mémoire , vous connaissiez déjà, messieurs les homœopathes, vos globules préservatif en 1849 ;
comment se fait-il donc que vous ne les ayez pas jetés au public dès ce jour-là ? vous les aviez, nous en avons vu l'annonce,
comment se fait-il que vous ne les ayez pas administrés dans la
maison du Refuge, par exemple ? Est-ce pour jouer avec le choléra , et nous montrer la richesse et la puissance de votre
thérapeutique , que vous avez livré de gaîté de cœur quelques
centaines de victimes au terrible fléau, pour vous réserver le
plaisir de les lui ravir à demi-dévorées ? Avez-vous voulu
prouver par là que vous étiez toujours plus forts que le mal ?
Ce tour de force nous étonnerait, et nous paraîtrait bien com-
promettant, non pour vous, mais pour les pauvres cholériques
du Refuge et de mille autres lieux, s'il ne nous était permis de
douter qu'ils ont eu le choléra.

Mais puisque vous avez trouvé un préservatif contre le choléra, en resterez-vous là ? il n'y a pas de raison pour que vous
n'en trouviez pas contre toutes les maladies ; votre conscience
vous en fait un devoir. Ah ! de grâce encore quelques efforts ,
l'humanité vous le demande à genoux , trouvez au plus tôt le
moyen de la garantir contre tous les maux !

---

(1) Le juri-médical fait-il sa visite chez les pharmaciens homœopathes?
ou bien ces messieurs sont-ils au-dessus de la loi ? et le *système* Raspail
qui étale son camphre et son ammoniaque à côté de la mort aux rats, tau-
pes, mouches et punaises, a-t-il le même privilége ? monsieur le procureur
impérial pourrait-il croire cela ?

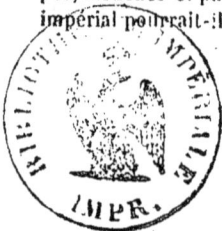

Malheureusement nous ne sommes pas encore convaincus des vérités que l'homœopathie enseigne , nous n'avons pas la moindre foi en ses moyens préservatifs, et dans notre ignorance et notre simplicité, nous nous sommes bornés à faire ce que nous prescrivait notre *idole*, ainsi qu'on l'appelle , pour nous tenir en garde contre les coups du fléau. Notre confiance en elle n'a pas été vaine, car nous pouvons citer des faits aussi heureux et probablement plus authentiques que ceux présentés par notre rivale.

L'homœopathie cite aujourd'hui les ouvriers du canal qui ont été préservés contre le choléra par des globules de *cuprum* et de *veratrum* qu'on leur administrait chaque matin en guise de déjeûner. Nous répondrons qu'ils ont été beaucoup plus satisfaits d'un supplément de solde , et leurs estomacs surtout des distributions de comestibles qui leur ont été donnés ; c'était un peu plus substantiel , et ils puisaient dans cette nourriture une force suffisante pour lutter contre l'influence cholérique.

Il en a été de même d'une foule de fabriques dans lesquelles les maîtres ont fait préparer les aliments pour les ouvriers ; soins paternels qui ont protégé ces hommes contre les coups du fléau.

Mais, s'il m'en souvient, l'homœopathie gonflée d'orgueil, se vantait l'autre jour d'avoir pour cliens les gens riches et instruits; ses conquêtes sont donc bien rapides , puisqu'aujourd'hui elle enrôle la classe ouvrière parmi ses croyants ! Notre démenti pourrait-il lui paraître peu poli , que nous n'hésitons pas à affirmer que les ouvriers du Canal ne sont pas ces néophites qu'elle nous représente communiant chaque matin avec le nouveau pain de vie. La classe ouvrière , quoique dépourvue de fortune et d'une éducation soignée, possède cependant ce qu'on appelle le *gros bon sens*, c'est-à-dire un tact, un jugement qui lui font distinguer la vérité de l'absurde. Le *dispensaire homœopathique* ne voit venir à lui que les chroniques, pour lesquels la science humaine n'a plus rien à faire, et auxquels il dit : « Vous venez trop tard ! » Mots cruels dont l'effet va être amorti pendant quelques heures par une distribution gratuite de cent grammes d'eau non distillée.

Ainsi donc, puisque l'homœopathie pour nous montrer l'efficacité de son préservatif, nous oppose les ouvriers du Canal, dont la conversion est au moins aussi douteuse pour nous que la limpidité des eaux qu'ils sont chargés de nous amener, nous allons nous livrer à une enquête parmi un grand nombre d'Etablissements religieux, donnant asile à l'enfance pauvre et délaissée, où l'homœopàthie n'a pu encore se faire admettre; et nous verrons si l'hygiène qui y a été suivie ne compte pas des succès nombreux et très-authentiques.

ENQUÊTE

Sur l'état sanitaire de plusieurs grands Etablissements religieux consacrés à l'éducation et à l'entretien des enfants pauvres, ou des jeunes personnes détenues, pendant l'épidémie cholérique qui a régné à Marseille en juin, juillet et août 1854.

La médecine consciencieuse dont la pratique réunit l'approbation de tous les temps, verra dans les renseignements qui vont suivre, la confiance avec laquelle ses conseils ont été acceptés par tout le monde, et, pénétrée d'une joie sincère, elle pourra se flatter d'avoir ravi bien des victimes au fléau.

Les chiffres indiqueront le nombre exact des personnes qui habitaient l'Etablissement pendant l'épidémie.

Le respectable M. Fissiaux, dirige les trois premiers établissements que je vais indiquer : le Pénitencier pour les jeunes garçons détenus, le Pénitencier pour les filles et les femmes détenues, la Maison des orphelines du choléra. Il serait impossible de comprendre le zèle et le dévouement de ce bon prêtre, si sa charité évangélique n'était généralement connue, et si chacun n'avait pu apprécier les hautes qualités de son esprit.

1er Le Pénitencier de Saint-Pierre, situé au chemin de la Magdeleine, renferme :

> 274 jeunes garçons détenus,
> 60 employés.
> ___
> 334.

Le choléra a frappé 10 jeunes détenus, mais il n'y a eu que 1 seul décès. Les cholérines, les diarrhées surtout, ont été très-nombreuses. Le même établissement avait eu 70 cas de choléra et 24 décès en 1849. M. le docteur Chapplain, qui visite cette Maison, a fait mettre en pratique les moyens prescrits par l'hygiène, et a soumis ses malades à la médication appropriée.

2e. Le Pénitentier de Ste-Magdeleine, au chemin de St-Charles, renferme :

> 80 filles ou femmes détenues,
> 6 religieuses,
> 2 laïques.
> ___
> 88.

Le choléra a frappé mortellement 1 femme détenue, 1 religieuse, un troisième cas fort grave chez une femme détenue a été suivi de guérison. Les cholérines ont régné en assez grand nombre ; il y a eu beaucoup de diarrhées.

M. le docteur Revest, qui visite l'établissement, a prescrit les mesures les plus sages et s'est hâté de faire cesser les premiers symptômes.

3e. La Maison des Orphelines du Choléra, située au chemin de St-Charles, compte :

> 170 jeunes filles,
> 12 religieuses,
> 2 laïques.
> ___
> 184.

Il y a eu 20 cas de choléra ; 5 filles, 2 religieuses ont succombé. Les cholérines et les diarrhées ont été nombreuses. Grâce aux précautions qu'il avait prescrites et au traitement qu'il a mis en pratique, M. le docteur Revest n'a pas vu le nombre des décès augmenter, dans une maison que le choléra semblait avoir choisie pour y assouvir sa fureur.

4e. Les anciennes Orphelines, au boulevard de la Gare, comptent :

> 135 jeunes filles,
> 12 religieuses,
> 3 converses,
> 1 laïque.
> 151.

M. le docteur Girard n'a observé que quelques cholérines et quelques cas de diarrhée. Il doit cet avantage aux sages précautions qu'il a indiquées aux dames directrices, et à la prompte médication qu'il a fait mettre en pratique.

5e. Le vénérable curé, M. Vittagliano, dirige la maison des Orphelins du Choléra, située à la plaine St-Michel. Le service médical est confié à M. le docteur Seux. Ainsi que dans tous les établissements qui précèdent, l'alimentation des enfants a été si bien surveillée, les fonctions digestives ont été si scrupuleusement examinées (puisque ce bon prêtre faisait un cas de conscience aux enfants qui n'avoueraient pas avoir la diarrhée), que pas un seul cas de choléra n'a été observé, et les diarrhées n'ont pas été trop nombreuses parmi ;

> 80 jeunes garçons,
> 20 religieuses.
> 100.

6e. La Maison de Notre-Dame de la Compassion, à la Blancarde, compte un personnel de :

> 55 jeunes filles pensionnaires,
> 28 religieuses,
> 12 dames pensionnaires,
> 2 ecclésiastiques,
> 2 laïques.
> 99.

M. le docteur Barthès donne ses soins à cette Maison, et n'y a été appelé que pour quelques rares cas de cholérines ou de diarrhée. L'hygiène y a été observée.

7e. Le noviciat de Notre-Dame de la Compassion, situé à St-Barnabé, dont M. le docteur Cruchet est le médecin, n'a eu que quelques cas de diarrhée parmi une population de :

> 28 novices,
> 12 dames pensionnaires.
> ——————
> 40.

Les règles de l'hygiène y ont été pratiquées.

8e. L'Ecole des Mousses, à bord de la gabare amarrée au milieu d'un grand nombre de navires, dont les équipages ont été peu épargnés, renferme :

> 45 jeunes garçons,
> 5 hommes.
> ——————
> 50.

M. le docteur Roberty a ordonné un régime convenable, une surveillance très-active sur la moindre indisposition, et il a eu le bonheur de n'avoir à traiter que des diarrhées.

9e. L'Orphelinat protestant, situé à la rue Ferrari, 49, dirigé par Mlle Dupasquier, et qui a pour médecin M. le docteur, Rivière de la Souchère, renferme :

> 24 jeunes filles,
> 4 employés.
> ——————
> 28.

2 choléra graves, 3 cholérines ont été observés chez les enfants; Mlle la Directrice, victime de son zèle, a été également atteinte d'une cholérine grave. Aucun décès n'a été à déplorer. Le régime et la surveillance ont été comme partout.

10e. L'Orphelinat de la Providence, pour les jeunes filles, fondé par Mme la supérieure des Sœurs de Saint-Vincent-de-

Paul, et renfermé dans l'etablissement de la Grande-Miséricorde, rue Fonderie-Vieille, 4, compte :

40 jeunes filles.

M. le docteur Rivière n'a perdu qu'une seule petite fille, chez laquelle la rougeole se compliqua de symptômes cérébraux et cholériques.

Dieu, qui souvent frappe ceux qu'il aime, a appelé à lui 2 de ces saintes filles de Saint-Vincent-de-Paul, qui avaient épuisé leur santé à secourir les pauvres malades en ville.

11e La Providence, pour les jeunes garçons, dits Enfants de l'Etoile, rue Reynard, a pour médecins MM. les docteurs Roux de Marseille, Cavalier et Lachaume. Cette maison renferme :

136 jeunes garçons,
9 frères de l'Ecole Chrétienne,
5 laïques.
———
150.

Le régime et la surveillance en cas de maladie, ont été si rigoureusement observées, qu'il n'y a eu que quelques diarrhées.

12e. La Bienfaisance, rue Neuve, 22, a le bonheur d'être dirigée par les dignes filles de Saint-Vincent-de-Paul. Les soins maternels qu'elles ont prodigués à leurs jennes filles adoptives, ont éloigné la maladie. Cette maison renferme :

57 enfants,
11 religieuses.
———
68.

13e. L'OEuvre des Servantes, rue Château-Redon, 2, destinée à veiller sur les femmes cherchant à se placer comme domestiques, renfermait pendant l'épidémie :

30 servantes,
15 dames ou employées.
———
45.

M. le docteur Barthès, a eu le bonheur de guérir une servante atteinte d'un choléra fort grave. A part quelques diarrhées, l'influence cholérique s'est bornée là. Régime, surveillance.

14°. La Maison de Nazareth, à la rue Lodi, fondée par des demoiselles, pour recueillir des jeunes filles, est visitée par M. le docteur d'Astros fils ; elle renfermait pendant l'épidémie :

$$50 \text{ enfants (30 avaient été retirés par leurs parents)}$$
$$30 \text{ demoiselles.}$$
$$\overline{\qquad\quad}$$
$$80.$$

Plusieurs diarrhées et quelques cholérines y ont été observées ; le choléra a frappé mortellement 3 jeunes filles, vouées d'avance à une mort certaine, deux par la phthysie pulmonaire, une par une myélite avec paraplégie complète. La Maison a été protégée par un régime sévère et par une surveillance très-active.

15°. Les Sœurs de la Retraite Chrétienne, à St-Barnabé, ont pour médecin M. le docteur Cauvin ; leur maison renferme :

$$42 \text{ religieuses,}$$
$$15 \text{ sœurs converses,}$$
$$5 \text{ frères,}$$
$$30 \text{ jeunes filles pensionnaires.}$$
$$\overline{\qquad\quad}$$
$$92.$$

La cholérine a atteint 2 sœurs ; il y a eu plusieurs cas de diarrhée parmi les enfants ; mais le régime et une surveillance incessante ont combattu avec avantage l'influence épidémique qui s'était aussi bien manifestée à St-Barnabé qu'à Marseille.

Je pourrais ajouter à cette nomenclature, deux établissements religieux où plusieurs demoiselles de Marseille reçoivent leur éducation.

16°. La Maison des Sacramentines, au Prado, qui compte :

$$40 \text{ religieuses,}$$
$$30 \text{ jeunes pensionnaires,}$$
$$\overline{\qquad\quad}$$
$$70.$$

17ᵉ. La Maison de la Visitation, à l'octroi de la Magdeleine, qui renferme :

> 42 religieuses,
> 8 sœurs converses,
> 4 tourrières,
> 30 jeunes pensionnaires,
> 2 laïques.
> ———————
> 86.

Ces deux Maisons n'ont pas eu une seule indisposition pendant l'épidémie. Le régime et une surveillance sévères y ont été observés. J'ai borné là mon enquête.

Voilà donc 17 grands Etablissements situés dans des points bien opposés de la ville, et dans des conditions hygiéniques, quant à la topographie et à l'ancienneté des constructions, qui ne sembleraient pas égales ; ils abritent 1,705 personnes, presque toutes femmes ou enfants ; l'épidémie y a plus ou moins fait sentir son influence ; elle y a emporté 14 personnes, dont 4 pourraient bien lui être réclamées par d'autres maladies. Les 2 saintes filles de St-Vincent-de-Paul ne sont pas comprises dans le chiffre des décès.

Tous ces Etablissements ont eu foi dans les moyens préservatifs ordonnés par leurs médecins, et que ceux-ci avaient puisés dans les leçons de l'hygiène et d'une pratique consciencieuse. Cette conduite sage a paralysé les efforts du choléra, qui menaçait d'être violent, personne n'en doute.

Voilà donc que l'homœopathie a tort de dire que l'hygiène n'est qu'une *idole* dont on ne doit plus longtemps écouter les maximes.

Mais l'homœopathie a-t-elle imposé ses déjeûners microscopiques à tous les habitans de Marseille, ou n'est-ce pas leur confiance en la médecine d'Hippocrate qui les a protégés ? Car, au lieu de 2,500 personnes dont nous avons à déplorer la perte,

le choléra aurait ravi cette année plus de dix mille personnes ,
tant ses débuts ont été prompts , tant son extension au loin a été
rapide et tant a été grand le nombre des victimes qu'il a faites
dans les villes voisines , où son apparition nouvelle, la panique,
l'ignorance des moyens préservatifs et l'incurie ont facilité son
essor.

Le premier cas de choléra parmi la population civile a été
constaté le 26 juin à l'Hôtel-Dieu, l'Etat Civil commence ses
relevés de la mortalité le 1er juillet. De cette date au 31 , il y a
eu dans la commune de Marseille 1183 décès ordinaires ,
2061 décès cholériques, total : 3244. Dans ce nombre sont
compris 1200 enfants au-dessous de 12 ans. En juillet 1853 ,
la mortalité avait atteint le chiffre de 478.

Du 1er au 31 août , 673 décès ordinaires , 468 décès cholériques sont enregistrés, total : 1141. Les enfants fournissent
environ 600 victimes. Le mois d'août 1853 avait eu 583 décès.

Pendant les deux mois d'épidémie cholérique, 4385 décès
ont été enregistrés. 2529 sont attribués au choléra , mais il
faut remarquer que les trois quart du chiffre mortuaire des enfants reviennent à l'épidémie, qu'il en doit être de même des
décès ordinaires parmi les grandes personnes, et que l'émi-
gration avait envoyé au moins 25 à 30 mille habitants hors de
la commune. Il faut observer également qu'une épidémie pareille
éclipse et absorbe toutes les maladies régnantes dans un temps
de constitution médicale ordinaire.

Je n'ai pas mentionné dans mon enquête la Maison du Refuge,
ce sanctuaire où l'homœopathie règne en souvaraine ; je n'ai
pas tenté d'y pénétrer, je me suis borné à une visite extérieure ,
et voici ce que j'ai observé : En 1849, cet Etablissement, d'une
construction à peu près réeente , était entouré de terrains que la
spéculation avait travaillés en tous sens pour y percer des rues,
des boulevards ; un ruisseau voisin contenait à peine des eaux
sortant de nombreux lavoirs publics , et les eaux pluviales, réunies à celles de ce ruisseau , formaient autour de l'établisse-

ment un vrai marécage. Aujourd'hui, ces terrains ont été battus, des habitations s'y sont élevées, le ruisseau a été approfondi, et . les eaux s'écoulent librement dans *Jarret*. J'ai compris dès lors, que la Maison du Refuge avait gagné beaucoup dans ces améliorations toutes hygiéniques, et je n'ai pas été surpris d'apprendre que ses nombreuses habitantes aient été préservées du choléra en 1854, non par les globules qui ont été ou non avalés, mais bien par cette bonne hygiène.

Ainsi donc, nos chers homœopathes, si vous prétendiez au prix Monthyon, ou à un brevet de *Sauvetage*, nous vous engageons à prendre au plus tôt un passeport en bonne et due forme pour vous *Sauver* vous mêmes, car le voile est levé et chacun a pu vous juger.

C'est assez rire comme cela. Nous nous sommes trop longuement occupés de ce schisme médical, revenons au choléra.

Vous avez dû être heureux, Monsieur, en voyant que les réparations importantes ordonnées par vous, avaient fait disparaître les vices de construction qu'offrait la caserne Gazzino, et les dangers qui vous avaient été signalés. Depuis, l'air circulant largement dans les corridors, se renouvelant avec facilité dans les chambres, la caserne a été assainie ; et malgré l'intensité de l'épidémie dernière, bien supérieure à celle de 1849, mon estimable collègue et ami, le docteur Martin de Roquebrune, dont le zèle égale le savoir, n'a pas été dans la nécessité de la faire évacuer, et n'a pas eu autant de cas mortels que son prédécesseur, quoiqu'il ait eu néanmoins beaucoup de malades.

RAPPORT.

Le choléra sévissait depuis plusieurs jours à Avignon et à Arles, lorsque quelques cas se déclarèrent à Marseille , vers le commencement de juin , particulièrement parmi les militaires de passage pour se rendre en Orient, ou formant la garnison. La maladie prit bientôt chez eux un caractère épidémique , et l'hôpital militaire eut le triste avantage d'être le théâtre des premiers exploits du fléau.

Bientôt les cas se multiplièrent en ville, et dès les premiers jours de juillet , le règne de l'épidémie y était proclamé. Une panique presque égale à celle de 1835 , s'empare d'un grand nombre d'habitants ; un tiers au moins quitte ses foyers et va chercher asile dans les campagnes, dans les villes voisines ; les gens aisés vont au loin. On ne saurait blâmer cette mesure ; les masses ont compris que l'isolement est nécessaire pour se soustraire au choléra ; on leur a dit que le mal n'est pas contagieux par le simple toucher, mais qu'il produit chez la personne atteinte une zône, un rayonnement, une sorte d'ondulation miasmatique en dehors de laquelle il est prudent de se tenir. Chaque malade devenant un foyer de reproduction et de propagation , les personnes qui l'entourent peuvent bien en sentir l'influence, si les causes prédisposantes se trouvent chez elles. Mais la fuite n'épargna pas tout le monde; par le mode de propagation propre au choléra, nous le vîmes se produire tout autour de la ville et au loin.

L'épidémie atteignit en peu de jours un caractère de gravité fort inquiétant. Vous jugeâtes aussitôt , Monsieur , d'ordonner de promptes précautions pour garantir vos brigades ; elles furent dictées par l'hygiène et votre cœur paternel. Il serait inutile de les rappeler ici.

Ces précautions jointes aux conditions hygiéniques de la caserne Paradis, offraient quelques garanties , et nous attendîmes avec calme l'entrée du fléau dans son enceinte. Cet établissement ne renferme en effet en lui-même aucune cause d'insalubrité. Il est situé sur un point culminant de la ville ; il présente une large façade aux quatre points cardinaux ; il a une grande cour ; ses escaliers, ses corridors sont vastes ; les chambres y sont parfaitement aérées ; la ventillation y est excellente ; les ménages y sont l'objet d'une surveillance incessante ; il possède de l'eau en abondance ; ses habitants, façonnés à une vie presque militaire, ont contracté des habitudes régulières.

J'ai eu l'honneur de vous soumettre déjà, Monsieur, divers rapports qui démontrent que dans les temps ordinaires la mortalité y est inférieure au chiffre de la mortalité en ville ; vous vous souvenez notamment que le choléra de 1835 n'y fit qu'apparaître (la Caserne n'existait pas encore en 1335), et que celui de 1849 n'y enleva que 8 personnes.

J'insiste sur ces circonstances, Monsieur, parce que je reconnais que nous devons leur rapporter tous les avantages que nous avons obtenus ; car l'hygiène est un bouclier protecteur contre toutes les maladies en général, mais surtout pendant les épidémies : elle nous fournit les moyens qui peuvent nous permettre de lutter avec avantage contre toutes les causes de destruction dont nous sommes entourés.

Le recensement opéré en janvier 1854, accuse 1,169 habitants dans la Caserne de la rue Paradis, répartis de la manière suivante :

Hommes mariés.	266	
Veufs	24	
Célibataires.	84	383 hommes.
Parents d'employés.	9	
Femmes avec leurs maris.	266	
Parentes d'employés.	19	285 femmes.
Garçons au-dessus de 15 ans.	28	
Garçons au-dessous de 15 ans. . .	224	252 garçons.
Filles au dessus de 15 ans.	54	
Filles au-dessous de 15 ans.	195	249 filles.

1,169 habitans.

Cette population fournit un grand nombre de malades dans le cours de l'année; cela s'explique aisément par le service pénible que les hommes ont à remplir le jour et la nuit, malgré toutes les intempéries des saisons; les femmes et les enfants fournissent un bon contingent au chiffre annuel des malades.

Je ne dois pas oublier de faire observer ici que l'infirmerie de la caserne reçoit annuellement un grand nombre d'hommes n'appartenant pas aux brigades logées dans la maison, qui, célibataires et tombés malades en ville ou dans les postes voisins, viennent s'y faire soigner; il ne faudra donc pas attribuer à la population résidente les cas de diarrhée, de cholérine, de choléra et de décès fournis par les hommes du dehors.

Le mois de juin a été calme d'abord; quelques hommes ont quitté le service à cause d'indispositions légères; une rougeole bénigne est apparue chez quelques enfants, puis la diarrhée est venue, et a compliqué et gêné l'éruption dans son essor; j'en compte 5, mais je n'ai aucun décès à enregistrer.— Du 15 au 30 juin, 27 hommes mariés quittent le service à cause de la diarrhée, 7 célibataires de la maison montent à l'infirmerie, et 2 hommes y arrivent du dehors pour le même motif. La diarrhée est assez rebelle chez quelques-uns; cela ne m'étonne pas parce qu'il en est ainsi chaque été; je les observe plus attentivement, et les engage à se soigner à cause de l'influence cholérique déjà bien constatée en ville. Je ne rapporterai pas le nombre des femmes et des enfants ayant eu la diarrhée ou une simple cholérine, chez lesquels la médication que je prescris arrête tous ces accidents plus ou moins graves, parce qu'il est si considérable qu'il faudrait énumérer les quatre cinquièmes de la population. Il me suffira d'énoncer ce fait pour démontrer que l'épidémie a imposé son influence à presque tous les habitants de la maison, et que j'ai droit de me flatter de lui avoir ravi de nombreuses victimes par les précautions hygiéniques et la médication mises en pratique.

Les hommes étant obligés de faire constater le motif qui les tient éloignés du service, ne négligent pas de me prévenir, et j'en connais parfaitement le nombre , je le consigne donc seul en entier. Il en sera de même pendant toute l'épidémie ; je ne citerai les femmes et les enfants qu'en cas de cholérine intense ou de choléra.

Dès les premiers jours de juillet , l'épidémie est régnante à Marseille; des conseils médicaux sont affichés dans les corps de garde, lecture en est donnée à la garde montante, une circulaire imprimée indique les signes avant-courreurs du choléra , les moyens préventifs ; un avis des chefs prescrit aux préposés l'ordre de quitter le service dès qu'ils auront la diarrhée et de surveiller leurs femmes et leurs enfants à la première indisposition. D'autres précautions sont prises pour la vente sur le marché de la caserne, et l'entrée des aliments achetés au dehors; il est inutile de les mentionner ici.

Dans le courant de juillet, je mentionne 87 hommes mariés, logés dans la caserne qui se retirent du service à cause de la diarrhée ; 15 célibataires de la maison et 5 du dehors montent à l'infirmerie par la même raison ; chez un très grand nombre la diarrhée est longtemps rebelle à la médication la mieux appropriée ; chez quelques-uns la cholérine se déclare avec assez d'intensité ; 12 femmes et 15 enfants éprouvent des cholérines qui ne sont pas sans quelque gravité. 25 enfants sont atteints de la rougeole ; chez plusieurs les symptômes cholériques se déclarent concurremment d'une façon à faire craindre pour leur existence ; 3 succombent à cette double affection, le plus âgé avait 3 ans.

J'observe le premier cas de choléra asiatique le 10 juillet , chez le peseur Arnaud , venu du dehors à l'infirmerie , avec la diarrhée dont il était atteint depuis la veille. Malgré la promptitude des secours , le choléra arrive bientôt chez lui jusqu'à la période algide ; néanmoins, la réaction s'opère , et malgré quelques symptômes du côté du cerveau et du bas-ventre qui se prolongent pendant quelques jours, son rétablissement paraît assuré ; il mange, il se lève depuis quelques jours, lorsque le 27 à midi , il est frappé d'une apoplexie foudroyante, à laquelle il succombe deux heures après. Ce cas était heureux ; mais la maladie qui fait périr le peseur Arnaud, pouvant être considérée comme ayant été provoquée par le choléra, je le compterai au nombre des décès cholériques.

Les cas de choléra continuent dès ce moment à se montrer dans l'ordre suivant :

10 juillet. Le préposé Raufast, de la Joliette, retenu à l'infirmerie par une hémopthysie grave, est atteint d'un choléra non algide, mais assez inquiétant...................... guéri.

11 juillet. Le préposé Jean, logé dans la maison, choléra non algide, mais grave.. guéri.

15 juillet. Fille Giraud, 9 ans, logée dans la maison, atteinte d'un choléra promptement algide........................ morte.

17 juillet. Le préposé Orgias, logé à la caserne, choléra non algide, mais grave.......... .... guéri.

20 juillet. Le préposé Poggi, de la Joliette, porté à l'infirmerie avec un commencement de réaction, présente des symptômes graves du côté du cerveau........................ mort.

» La femme Capponi, logée dans la maison, choléra non algide.................................... guérie.

» La femme Philion, logée dans la maison, choléra grave, mais non algide. .... guérie.

» La femme Carre, logée dans la maison, choléra algide, réaction lente, accidents cérébraux, le troisième jour..... morte.

22 juillet. Le préposé Maquet, de la Joliette, transporté à la caserne à midi, ne donne aucun signe d'intelligence, et deux heures après.. mort.

25 juillet. Le lieutenant Gazan, logé à la Caserne, est pris d'une attaque de choléra algide, après quelques jours de diarrhée; la réaction s'opère; une entérite aiguë se prononce; la convalescence est très-pénible....................... guéri.

27 juillet. La femme Marcailloux, logée dans la maison, diarrhée depuis la veille, choléra algide violent; je désespère de sa vie pendant plus d'un jour; la réaction s'opère lentement; symptômes typhoïdes graves; éruption furonculeuse considérable qui l'inquiète beaucoup; encore en convalescence.. guérie

» La femme Tap, logée dans la maison, choléra grave, mais non algide. . . . . guérie

» Le préposé Escassut, logé dans la maison, choléra non algide, grave, entérite des plus opiniâtres, encore en convalescence. . . . . guéri.

» La fille Gouiran, 9 ans, choléra algide, réaction prompte. . . . . guérie

30 juillet. Audubert, parent du préposé Guillamet, chez lequel il est venu dîner, atteint de la diarrhée depuis quelques jours, commet les plus grands écarts de régime; choléra algide très-grave; réaction lente; symptômes cérébraux fort inquiétants, sorti 25 jours après, pour aller passer sa convalescence à Cassis. . . . . guéri.

Août. Du 1er au 30 août, 52 hommes mariés, logés dans la maison, quittent le service à cause de la diarrhée; 12 célibataires logés dans la maison montent à l'infirmerie, 4 y viennent du dehors à cause de la même indisposition; quelques-uns ont une cholérine assez intense; la diarrhée est en général moins rebelle que pendant le mois précédent. 9 femmes ont une cholérine assez violente, 12 enfants sont dans le même cas. 13 enfants sont atteints de la rougeole, à laquelle 3 succombent avec des symptômes cholériques, dans l'espace de deux jours au plus; le plus âgé avait 2 ans.

Les cas de choléra se présentent ainsi qu'il suit :

1er août. Le préposé André, de la Madrague de la ville, entre à l'infirmerie avec la diarrhée; ses traits sont bouleversés; à peine couché, choléra algide auquel il semble devoir succomber; après la réaction, fièvre typhoïde grave; il est encore en convalescence. . . . : . . . . guéri.

3

1er août.   Femme Baverel, logée dans la maison, choléra non algide, mais donnant longtemps des inquiétudes. . . . . guérie

3 août.   Le jeune garçon de la précédente est dans le même cas. . . . . guéri.

»   Le préposé Jaubert, logé dans la maison, diarrhée depuis quelques jours, ne veut pas s'aliter, malgré les prières de sa femme, choléra algide. . . . . mort.

»   La fille aînée de celui-ci, âgée de 9 ans, choléra grave algide, réaction prompte. . . . . guérie.

6 août.   Le fils du préposé Simoni, 8 ans, logé dans la maison, choléra algide, réaction, affection cérébrale, le troisième jour. . . . . mort.

13 août.   Briant, préposé à la Joliette, porté sur un brancard, arrive sans connaissance à l'infirmerie à 7 heures du soir, demi-heure après. . . . . mort.

Dès cette époque, les diarrhées deviennent moins nombreuses et moins tenaces; aucun cas de choléra, ni de cholérine, ne se déclare dans la maison; quelques affections fébriles se manifestent; plusieurs personnes ressentent les effets du régime un peu trop tonique qui a été généralement suivi pendant l'épidémie comme moyen préservatif; ces affections aiguës du tube intestinal sont en assez grand nombre; l'état sanitaire de la maison est satisfaisant; les dernières rougeoles sont toutes bénignes; peu d'hommes sont encore retenus chez eux par suite de l'influence épidémique. Dieu veuille que le choléra nous ait quittés pour toujours! Néanmoins, les règlements de police mis en vigueur pendant la durée de la maladie, continuent à être observés.

TABLEAU Général des Malades par l'influence cholérique
depuis le 15 juin jusqu'au 30 août.

	Diarrhée cholérique.	Cholérine.	Choléra.	Guérisons.	Décès.
Hommes.............	224	24	12	7	5
Femmes.............	»	24	6	5	1
Enfants.............	»	27	5	3	2

Malades par l'influence cholérique, appartenant à la popula-
tion résidente ou venus du dehors, et dont le chiffre a été pris
exactement....................................... 293
Choléra algides, en général................. 14
Choléra graves non algides, en général........... 9
Décès cholériques, en général............... 8
Faisant deux parts, on trouve :
Choléra algides ou non, déclarés dans la maison.... 16
Choléra algides déclarés chez des personnes en dehors
de la population résidente...................... 7
Décès cholériques dans la maison............. 4
Décès cholériques chez les personnes venues du dehors 4
Hommes morts........................... 5
Femme morte............................ 1
Enfants morts........................... 2
Enfants morts de la rougeole et du choléra........ 6

Les résultats que je viens de vous soumettre me portent à
conclure, Monsieur le Directeur, que les habitants de la caserne
de la rue Paradis ont été largement éprouvés par l'influence
cholérique, et que le nombre des cas de cholérines graves et
de choléra mortels eût été considérable chez eux, s'ils
n'avaient été soumis à toutes les précautions hygiéniques, indi-

quées par la médecine d'observation, et réellement capables de lutter avec avantage contre le fléau. J'ai fait pour les habitans de la caserne, ce que les médecins anglais ont pratiqué si largement à Londres et à New-Castle surtout ; j'ai étudié les signes qui annoncent la maladie, j'ai prévenu les hommes que le choléra était précédé de la diarrhée, symptôme que la science appelle *Prémonitoire*, et que les gens qui ont foi en Dieu appellent *Providentiel*, mot vrai, que chacun de nous a pu lire dans les sages instructions données à Marseille par l'autorité Municipale.

C'est par la connaissance de ce mode d'attaque de la maladie que vos hommes se sont hâtés de quitter le service, se sont soumis à la diète, se sont administré de simples remèdes, et que, munis d'armes aussi faibles en apparence, ils ont été plus forts que le mal.

Je sais bien qu'il va venir à l'esprit de quelques personnes que les habitans de la caserne n'ont été épargnés du choléra que par le choléra lui-même ; le hasard les a protégés ! Je leur dirai : visitez tous les quartiers qui entourent la caserne, et vous demanderez si le choléra les a épargnés. Au contraire, on vous répondra que le quartier de Castellane ; le Prado, le haut de la rue Paradis, ont fourni un chiffre considérable à la mortalité ; et vous voudriez qu'une population de 1,200 âmes, réunie en un point assez réservé, entourée d'un incendie qui semblait ne pas devoir l'épargner, n'eut été sauvée que par le hasard ?

L'hygiène a protégé les habitans de la caserne ; il serait impossible d'en douter.

CONCLUSIONS.

Le choléra est d'une nature miasmatique ;

Il est produit par une cause paludéenne originaire des bords du Gange ;

Il nous a été transmis depuis un quart de siècle, soit par voie atmosphérique, soit par le déplacement des armées en rapport avec les régions de l'Inde et qui de là se sont portées sur divers points de l'Europe ;

Dans cette dernière hypothèse, ces miasmes ont le pouvoir de se reproduire sur l'homme malade, devenu lui-même un foyer de production avec le même pouvoir d'action qu'à leur origine primitive ;

Mais il a fallu des circonstances particulières et nouvelles jusqu'alors, pour que ces deux causes déterminantes aient pu agir ; car, si la transmission par hommes avait toujours été permise, il y a longtemps que l'Europe aurait fait connaissance avec le choléra ;

L'atmosphère aurait pu se charger depuis longtemps de ces miasmes par l'effet des vents, de la température, etc. Si l'existence de conditions particulières qui nous sont inconnues, n'avait été nécessaire ;

Il n'est pas possible de dire si les retours fréquents qu'il opère au milieu de nous, viennent de ce qu'il y a laissé des germes d'où il renaît, ou s'il ne nous est pas porté par des miasmes nouveaux, continuant à s'échapper du Gange, et parcourant leur première voie d'invasion ;

Malgré son mode de transmission et de reproduction, il n'est pas contagieux, et il n'a régné épidémiquement que parce que la cause qui le produit a été abondante, puissante en son action ;

En bien des cas, la médecine est impuissante à combattre le choléra algide ; cela tient en partie à ce que les remèdes n'ont ni le temps d'arriver, ni le pouvoir d'agir, ou à ce que les secours sont appelés trop tard ;

Néanmoins, la promptitude dans les secours peut sauver bien des malades, et une condition essentielle de guérison pour eux, est, qu'ils ne soient pas déplacés autant que possible;

La diarrhée est le symptôme précurseur du choléra;

Elle doit être attaquée dès son apparition par le repos, la diète, une médication convenable;

Cette médication a épargné la vie à bien des gens; le chiffre de la mortalité eut été petit, si ces simples précautions avaient été pratiquées par chacun;

L'hygiène, *notre idole*, comme disent les homœopathes, met en nos mains des ressources beaucoup plus capables de lutter contre l'influence épidémique, que tous les globules de *Cuprum* et de *Veratrum*, ainsi que toutes les billevesées, décorées du titre de *doctrine*, et contées aux crédules par des hommes à qui le droit d'exercer l'art divin de guérir, n'a été accordé que parce qu'ils se sont assis, comme nous, sur les bancs d'une école, où la *doctrine d'Hippocrate* est seule enseignée, seule reconnue comme vérité;

2,874 personnes réunies à la Caserne de la rue Paradis ou dans 17 Etablissements Religieux, ont fourni 24 décès cholériques; sur ce chiffre, il serait permis de retrancher 7 enfants qui ont tout aussi bien succombé à la rougeole, 2 phthysiques au dernier degré, 1 paraplégique dont la vie allait s'éteindre (je ne compte pas les 4 douaniers appartenant aux postes extérieurs, qui sont venus mourir à l'infirmerie). Voilà les ravages que l'épidémie a produits au milieu de populations dont le régime a été réglé, dont l'état de santé ou de maladie a été parfaitement observé, ce qui pourrait être constaté par des registres.

L'homœopathie, pour faire valoir ses moyens anti-cholériques, indique les ouvriers du Canal; mais combien sont-ils? où sont-ils? elle ne le dit pas. Il lui est également impossible de faire connaître d'une manière authentique leur régime, le nom du médecin qu'ils ont fait appeler en cas de maladie. Raisonnablement, il n'est donc pas permis de croire que l'homœopathie, qui n'avait aucun moyen de surveillance, ni d'action sur les ouvriers du Canal, ait pu les décider à prendre des globules; et quand même ils en auraient mangé des poignées entières, il n'est pas plus sage d'affirmer que c'est à ce moyen qu'ils doivent leur préservation.

Si nous avons démontré le vide du système homœopathique, nous devons lui rendre néanmoins quelque justice sur sa prudence auprès des malades. Mieux que plusieurs médecins allopathes, les homœopathes ont reconnu que la *nature médicatrice* ne voulait pas être contrariée en ses efforts bienfaisans par une médication au moins inutile, si parfois elle n'est pas dangeureuse. Tous les médecins sages et formés à l'école d'Hippocrate, ont compris depuis bien longtemps que la *médecine expectante* était la plus prudente en bien des cas. Les homœopathes ont le mérite d'appliquer cette conduite dans toute sa simplicité ; lorsqu'il ne leur arrive pas cependant d'allier les deux systèmes, dans les cas où la nature demande le secours de la médecine, petit péché qu'il leur arrive bien des fois de commettre, quant ils donnent complaisamment à leurs malades le *choix* du traitement, ou lorsque, pour cacher leur puritisme, ils agissent sans rien dire. En cela on ne saurait les blâmer, car ils sont trop humains et trop soumis à la loi pour dire : Périsse plutôt un homme que notre système !

Pour faire cesser ce schisme, l'autorité devrait enfin comprendre que la discussion entre les deux méthodes n'est plus scientifique, mais qu'elle devient humanitaire; et, pour fixer les hommes compétens, ainsi que pour rassurer la société dont les intérêts les plus chers sont en jeu, pourquoi se refuserait-elle à leur offrir un champ-clos où la dispute serait enfin vidée ?

Qu'il lui plaise donc d'ouvrir dans les grandes villes un hôpital homœopathique où la méthode sera surveillée et contrôlée par des médecins et des pharmaciens alopathes;

Qu'il plaise à l'université d'offrir ses amphithéâtres à cette fille si dédaigneuse de l'ancienne médecine, et si radicale dans ses réformes;

Sa méthode alors sera pratiquée, sa doctrine sera professée devant les hommes qui se livrent à l'étude de la médecine par goût ou par besoin, et non plus devant un public à qui on ne saurait reprocher sa crédulité et son ignorance, car on l'entretient de choses dans lesquelles il n'est pas compétent.

La vérité se fera connaître alors, et l'erreur, poursuivie par le jugement public et par la loi, prendra bien vite le chemin de l'oubli. Qu'il arrive ce moment, le corps médical tout entier le demande en France !

La lutte que je viens de tenter contre l'homœopathie ne saurait altérer en rien l'amitié que j'éprouve pour quelques confrères. Je les crois plongés dans l'erreur ; je combats leur système, mais je respecte leur personne.

Marseille, 30 août 1854.

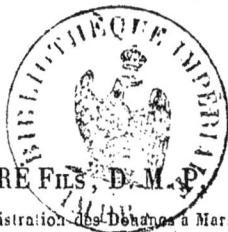

ANDRÉ Fils, D. M. P.
Médecin de l'Administration des Douanes à Marseille

www.ingramcontent.com/pod-product-compliance
Lightning Source LLC
Chambersburg PA
CBHW060445210326
41520CB00015B/3849